TROUPES D'OCCUPATION
DU MAROC

ÉTAT-MAJOR DU GÉNÉRAL
COMMANDANT EN CHEF

Les Contagions Vénériennes

AU MAROC

CONFÉRENCE

FAITE AU CENTRE DE PERFECTIONNEMENT DE MEKNÈS

PAR

LE DOCTEUR LACAPÈRE

MÉDECIN DU DISPENSAIRE PROPHYLACTIQUE DE FEZ

— DÉCEMBRE 1918 —

TROUPES D'OCCUPATION
DU MAROC

ÉTAT-MAJOR DU GÉNÉRAL
COMMANDANT EN CHEF

Les Contagions Vénériennes

AU MAROC

CONFÉRENCE

FAITE AU CENTRE DE PERFECTIONNEMENT DE MEKNÈS

PAR

LE DOCTEUR LACAPÈRE

MÉDECIN DU DISPENSAIRE PROPHYLACTIQUE DE FEZ

— DÉCEMBRE 1918 —

Causerie sur les contagions vénériennes

AU MAROC

Quand des hommes jeunes, bien portants, physiquement entraînés par quatre années de guerre sont tout à coup transportés dans un pays ayant, comme le Maroc, conservé intacte l'originalité des mœurs indigènes, tout les intéresse et, par dessus tout, la femme.

Mais les aventures avec les femmes musulmanes aboutissent presque toujours à des désillusions sentimentales et parfois aussi à des désillusions plus précises, plus médicales, dont je viens aujourd'hui vous parler.

La femme musulmane qui vit, qui dort dans la même gandoura, dans le même caftan, soigne fort peu sa personne. Ses ablutions rituelles se bornent à un lavage très superficiel des extrémités et j'ai passé par bien des surprises désagréables, les premières fois où j'ai été appelé à donner des soins à des femmes indigènes.

Chez elles, comme chez les hommes, la syphilis et la blennorrhagie sont des affections banales. La syphilis qui atteint, suivant les régions, 75 à 90 % de la population indigène, frappe indistinctement les deux sexes. Les Arabes considèrent cette maladie comme à peu près inévitable et un proverbe populaire veut même que ceux qui y échappent dans ce monde en soient atteints dans l'autre. On comprend que, pénétrés de ces idées, les indigènes ne prennent aucune précaution pour s'en préserver.

La blennorrhagie n'est pas moins fréquente et, quand vous saurez que c'est le rapport sexuel que l'indigène considère comme le meilleur moyen de se débarrasser de l'uréthrite, vous ne vous étonnerez pas que la blennorrhagie soit aussi fréquente chez la femme que chez l'homme.

Le chancre simple est peut-être plus rare, du moins dans la campagne, car dans les villes je l'ai souvent observé et il produit parfois avec la syphilis des lésions mixtes qui entraînent de véritables mutilations.

Vous voyez à quel point les précautions sont nécessaires quand on se hasarde dans une aventure avec une femme indigène. Ces précautions, ces moyens prophylactiques, pour employer une expression plus médicale, je vais vous les exposer en vous décrivant rapidement les symptômes de début des affections vénériennes les plus courantes, afin que vous puissiez vous surveiller en connaissance de cause et vous traiter promptement s'il en est besoin. Il ne faut jamais oublier qu'un traitement est toujours d'autant plus efficace qu'il est entamé plus tôt. N'hésitez donc jamais à recourir au médecin dès la moindre inquiétude. Consultez-le avant d'essayer les remèdes de hasard qui peuvent vous être conseillés par chacun et qui ne font, le plus souvent, que masquer ou défigurer le mal, le rendre plus difficile à reconnaître, sans en arrêter les progrès.

Ces précautions que je vais vous indiquer, vous devez à votre tour en faire comprendre la nécessité à ceux que vous aurez sous vos ordres. En acecptant de commander à des hommes, vous contractez par cela même des devoirs vis-à-vis d'eux et celui qui néglige ces devoirs n'est pas véritablement digne d'être un chef.

Par votre influence morale, par vos recommandations, vous devez arriver à obtenir la confiance absolue de vos soldats et leur faire comprendre la gravité des contagions vénériennes dont vous saisirez facilement toute l'importance. Vous devez leur montrer que ces maladies vénériennes, en apparence peu redoutables, peuvent les rendre incapables de procréer des enfants ou retentir par des tares définitives sur toute leur descendance. A celui qui a contracté l'une de ces affections, il faut apprendre la nécessité de se soigner, et ainsi vous aurez véritablement fait œuvre d'hommes.

Nous allons donc passer successivement en revue les trois affections vénériennes les plus fréquentes dans ce pays, la blennorrhagie, le chancre simple et la syphilis et étudier les moyens de défense qu'on peut leur opposer.

BLENNORRHAGIE

La blennorrhagie est considérée d'ordinaire comme un accident sans gravité et à peu près inévitable de l'adolescence. C'est, à mon avis, une grave erreur que de juger ainsi. Si bien traitée qu'elle soit, la blennorrhagie peut entraîner des complications redoutables, comme le rétrécissement, qui nécessite un traitement pénible et prolongé, comme l'orchite, qui entraîne presque toujours la stérilité quand elle est bilatérale. Aujourd'hui où nous avons le devoir de créer de grandes familles, c'est une conséquence extrêmement sérieuse des imprudences de la jeunesse et vous devez faire tout au monde pour éviter d'être contaminé.

Les complications que je viens de vous citer ne sont peut-être pas les conséquences les plus redoutables de la blennorrhagie. Bien souvent on se marie sans être complètement guéri, en conservant un léger écoulement matinal et j'ai connu des médecins assez inconséquents pour dire que le mariage balayait ces vestiges d'une jeunesse trop mouvementée. Quelle erreur et quel danger pour un ménage ! La *goutte militaire*, comme on appelle vulgairement ces restes de l'uréthrite chronique, suffit pour contaminer votre femme, pour déterminer chez elle ces écoulements légers mais persistants dont la conséquence presque fatale est une métrite, quelquefois une salpingite, affections qui lui défendent souvent la grossesse et peuvent mettre sa vie en danger.

Vous voyez que si la gravité de la blennorrhagie est parfois à échéance lointaine, cette gravité n'en est pas moins réelle et qu'il vous faut connaître cette maladie pour savoir l'éviter ou pour savoir la guérir.

* * *

La blennorrhagie apparaît ordinairement de deux à huit jours après le contact infectant. On peut dire que plus elle se montre rapidement et plus l'infection est grave.

Au début, la blennorrhagie se caractérise par un léger chatouillement localisé à l'extrémité de l'urèthre et qui apparaît au moment de la miction, c'est-à-dire pendant l'émission de l'urine. Ce chatouillement devient de plus en plus gênant et se transforme bientôt en une douleur souvent très pénible. En même temps se manifeste un écoulement d'abord léger, mais de plus en plus épais et de plus en plus abondant.

C'est ainsi que les choses se passent à la première atteinte. Plus tard, si on a la malechance d'être contaminé de nouveau, la douleur est légère ; elle peut même manquer tout à fait, mais l'écoulement n'en est pas moins persistant ni ses conséquences moins redoutables. On entend souvent dire que l'uréthrite non douloureuse est un accident léger, sans rapport avec la blennorrhagie. Cela est quelquefois vrai, mais bien plus fréquemment cette uréthrite silencieuse a la même cause, la même persistance et les mêmes dangers que l'uréthrite la plus douloureuse. C'est seulement l'examen microscopique de l'écoulement qui permettra de faire la différence.

La blennorrhagie est due à un microbe particulier, le *gonocoque*, que le médecin reconnaît facilement à l'examen microscopique. Déposé à l'extrémité du canal uréthral pendant le coït, ce microbe se multiplie en quelques heures et gagne l'urèthre où il pullule au bout de quelques jours, entraînant la formation de l'écoulement purulent, où on le trouve en abondance.

Pour reconnaître la nature d'un écoulement, il est donc nécessaire de recueillir une gouttelette du liquide sur une de ces lames de verre dont on se sert pour les examens microscopiques. On fait un étalage en couche très mince, à l'aide d'une épingle, d'une allumette ou d'un morceau de papier et on sèche en agitant rapidement la lame. Il faut surtout se garder d'inclure la goutte entre deux lames de verre sans la sécher : quand on procède ainsi, les éléments constitutifs du pus s'altèrent en quelques heures au point que tout examen devient impossible. Le prélèvement fait, vous n'avez plus à envoyer la lame à un médecin ou à un laboratoire qui, en quelques minutes, vous donnera la réponse que vous attendez.

Quand l'examen montre que l'uréthrite n'est pas due au gonocoque, le danger est certainement moins grand, mais il faut bien savoir que c'est un fait assez rare et qu'il ne faut pas cependant négliger pour cela de se traiter. Bien que moins fréquentes, des complications sérieuses peuvent quelquefois survenir.

Au bout de quelques semaines, l'écoulement blennorrhagique diminue; sa couleur s'éclaircit; on ne l'observe plus guère que le matin sous forme d'une goutte presque incolore. Malheureusement, sous cette forme atténuée, l'uréthrite peut persister fort longtemps. Elle est devenue **chronique.**

Ces uréthrites chroniques créent une prédisposition locale particulière qui favorise les réinfections. Au moindre contact avec une femme infectée, si légère, si insignifiante, si ancienne que soit l'infection, cette contagion nouvelle suffit à faire reparaître la blennorrhagie avec tous ses caractères de début. C'est pourquoi on dit souvent que toutes les uréthrites successives qui atteignent un individu ne sont souvent que des reprises de la même maladie, et le fait est quelquefois vrai.

*
* *

Ce coup d'œil d'ensemble vous permet de comprendre la gravité réelle de la blennorrhagie. Tous vos efforts doivent tendre à l'éviter ou, si vous n'avez pu l'éviter, à la guérir rapidement et définitivement. Je vous parlerai surtout des moyens de préservation, de ce qu'on appelle les moyens **prophylactiques**, que vous devez employer vous mêmes, et je serai très bref sur les moyens curatifs, qui sont du ressort du médecin.

Je laisse de côté la question des préservatifs. Le préservatif est un excellent moyen de prophylaxie, mais il est bien des circonstances où son emploi n'est pas possible et c'est alors que deviennent indispensables les précautions que je vais vous indiquer.

Puisque l'affection est due à un microbe qui, pendant le coït, est déposé à l'entrée du canal, les précautions hygiéniques les plus simples, le savonnage soigneux et immédiat après chaque rapprochement a déjà quelques chances de vous protéger. Mais cette précaution est souvent insuffisante et je vous conseille des moyens de préservation plus énergiques.

Les Américains, gens pratiques, ont organisé pendant la guerre ce qu'ils appellent les **stations prophylactiques,** destinées à réduire la proportion des maladies vénériennes parmi leurs hommes. Dans toutes les agglomérations où stationnent des troupes américaines, le Service Sanitaire a aménagé un petit local où se rendent ceux qui viennent de s'exposer à la contagion. Là, sous la surveillance d'un infirmier, ils procèdent à diverses opérations devant les protéger contre la blennorrhagie, le chancre simple et la syphilis. Pour éviter l'uréthrite blennorrhagique, les hommes prennent une injection préservatrice. Voici comment ils opèrent :

Une seringue bien désinfectée, conservée dans un liquide antiseptique est remplie par l'infirmier d'une solution de protargol, et cette excellente préparation antigonococcique est doucement poussée,par le malade lui-même ou par l'infirmier, dans le canal uréthral où on la maintient pendant deux ou trois minutes. La solution employée est très faible si l'injection est faite dans les deux heures qui suivent le rapprochement. Elle est plus concentrée si l'injection préservatrice est faite seulement le lendemain, car les microbes ont déjà commencé à pulluler et leur destruction est plus difficile à obtenir. **Il faut se souvenir que plus l'intervention est précoce et plus elle a de chances de succès.**

Cete pratique a donné des résultats remarquables et les contagions vénériennes ont été des plus faibles parmi les troupes américaines. Je vous conseille donc énergiquement de recourir à cette méthode éprouvée et de prendre les précautions suivantes :

A la suite de tout rapprochement avec une femme, si saine que vous la supposiez, je vous conseille de faire immédiatement une émission d'urine qui balayera de l'entrée du canal les germes qui ont pu y être déposés,puis vous savonnerez avec soin les organes génitaux et enfin, dans les deux heures qui suivent, vous ferez une injection d'une solution de protargol à 2 % ou de permanganate de potasse à 1 pour 2000. Cette injection sera prise après émission d'urine. On emploïera une seringue à bout mousse, seringue soigneusement bouillie avant l'usage ou conservée dans une solution antiseptique telle que l'oxycyanure de mercure à 1/1000. Le liquide injecté devra, je vous le répète, être maintenu dans le canal pendant deux à trois minutes au moins.

Si l'injection ne peut être prise qu'après plusieurs heures, on devra employer une solution un peu plus concentrée (protargol à 5 %) mais les insuccès sont déjà plus fréquents.

Si, malgré ces précautions, vous êtes contaminé, il ne vous reste plus qu'à vous mettre entre les mains d'un médecin, d'un spécialiste des voies urinaires autant que possible. Actuellement le traitement le plus énergique et le plus rationnel consiste à faire de grandes injections de solution faible de permanganate de potasse à l'aide d'un bock. C'est un traitement un peu difficile à appliquer, mais c'est celui qui met le mieux à l'abri des complications de la maladie et je vous recommande de vous adresser à un médecin qui ait la pratique courante de ce procédé.

*
* *

Ces méthodes prophylactiques, dont vous pouvez facilement faire usage pour vous-même, sont cependant trop minutieuses pour que vous les conseilliez sans modifications à vos hommes. En terminant cette conférence, je vous donnerai un aperçu de l'organisation anti-vénérienne que peut facilement réaliser dans le bled un commandant de compagnie ou un chef de section isolé de toute installation médicale.

CHANCRE SIMPLE

Le chancre simple ou chancre mou est une affection moins fréquente que la blennorrhagie, surtout dans la campagne marocaine. Dans les grandes villes, on l'observe assez fréquemment et l'association des deux affections n'est pas exceptionnelle. Dans d'autres cas, le chancre simple coexiste avec la syphilis et quelquefois les trois maladies peuvent être contractées simultanément ; le fait est heureusement assez rare.

Le chancre simple se présente sous la forme d'une petite ulcération creusé et arrondie, qui apparaît très rapidement après le contact infectant. Dès la fin du premier ou du second jour, on remarque une petite plaie souvent située sur le gland ou dans le sillon qui l'entoure et qui rappelle beaucoup l'aspect d'une vésicule d'herpès ulcérée. Bientôt, la lésion s'agrandit, devient douloureuse et, au lieu de se cicatriser en quelques jours comme une ulcération herpétique, elle continue à creuser et à s'étendre.

Habituellement, on voit bientôt, c'est-à-dire au bout de cinq à six jours, parfois un peu plus, une série de petites ulcérations nouvelles qui prennent naissance autour de l'ulcération primitive. Les microbes qui ont provoqué l'apparition de la première ulcération se sont multipliés, se sont propagés par contiguité et ont occasionné de nouveaux dégâts. Aussi Ricord disait-il autrefois : « Le chancre mou est un bon père de famille qui vit entouré de ses enfants ».

L'ulcération n'a aucune tendance à se cicatriser spontanément. Elle gagne au contraire peu à peu, au point que parfois elle prend une extension telle qu'elle détruit de vastes territoires cutanés. On dit alors que le chancre mou est devenu **phagédénique,** et c'est là une complication grave car la réparation ne se fait pas sans laisser des cicatrices plus ou moins difformes.

Enfin, une fois sur trois, on voit apparaître dans l'aîne une glande qui grossit, devient douloureuse et finit par s'ouvrir spontanément comme un petit abcès. Si par malheur les microbes du chancre mou envahissent cette adénite, elle persiste pendant des mois sans présenter aucune tendance à la cicatrisation et le malade se trouve ainsi presque complètement immobilisé.

* * *

Pour éviter le chancre mou, un excellent moyen prophylactique, si l'on met à part l'usage du préservatif, est l'onction du gland avec un corps gras tel que la vaseline, avant le coït. Ce lubréfiant évite les excoriations qui peuvent servir de porte d'entrée au chancre simple comme elles peuvent ouvrir la voie à la syphilis. On peut donc avoir, grâce à ce petit moyen, la chance de passer indemne à côté du danger.

Après le rapprochement sexuel, le savonnage diminue fortement les risques de contamination. Pour mettre de son côté toutes les chances, il est bon de faire une onction avec une pommade antiseptique. Ce procédé vient se surajouter à l'injection prophylactique dont je vous ai parlé déjà comme le meilleur moyen d'éviter la blennhorragie. L'ensemble de ces précautions constitue le traitement préventif des affections vénériennes, tel qu'il est institué dans les stations prophylactiques des Américains :

1° Injection anti-blennorrhagique suivant le procédé que je vous ai décrit plus haut ;

2° Friction énergique du gland et du sillon pendant une dizaine de minutes avec une pommade antiseptique très énergique. Les Américains ont adopté la pommade de Metchnikoff, composée d'une partie de calomel et de deux parties de vaseline, pommade très forte et qui dans certains cas arrive également à empêcher la contagion de la syphilis.

* * *

Quand le chancre mou a fait son apparition, ou plutôt dès que l'on constate une ulcération génitale, il faut sans hésiter aller consulter un médecin, un spécialiste de préférence, et surtout il faut se rendre auprès de lui avant d'avoir tenté toutes les applications antiseptiques que conseillent les pharmaciens ou les profanes et qui n'aboutissent le plus souvent qu'à modifier profondément l'apparence de la lésion et à en rendre le diagnostic impossible.

Si l'on voit apparaître dans l'aîne une glande, un poulain comme on dit parfois vulgairement, l'immobilisation, les applications chaudes peuvent quelquefois en amener la rétrocession. Si l'adénite est prête à s'abcéder, un bon procédé consiste à traverser d'un crin préparé la partie ramollie et à nouer ce crin sur une compresse aseptique qui protège contre l'infection, tout en permettant l'évacuation du pus. La glande ramollie se vide alors comme une ampoule traversée d'un fil. Mais ce sont là des interventions que le médecin seul peut pratiquer, et il faut vous borner à lui indiquer cette méthode assez peu connue, sans vouloir essayer de faire vous-mêmes la petite opération.

Un dernier conseil et des plus importants : Quand le médecin vous aura assuré que l'accident dont vous êtes porteur est bien un chancre simple sans aucun rapport avec la syphilis, n'hésitez pas à revenir le voir à plusieurs reprises, car la contagion de la syphilis, comme nous allons le voir, ne se manifeste qu'après trois semaines environ et c'est seulement passé ce laps de temps qu'on est en mesure de vous affirmer que vous avez échappé à la plus grave de toutes les maladies vénériennes. Quelquefois, en effet, au bout d'une vingtaine de jours, l'aspect du chancre simple se modifie pour prendre l'aspect d'un chancre syphilitique et ce changement, trop léger pour ne pas vous échapper, sera suffisant pour attirer l'attention du médecin qui modifiera sa médication en conséquence.

SYPHILIS

La question de la syphilis prend aujourd'hui une telle importance que personne n'est en droit de l'ignorer. Vous savez sans doute que cette maladie, autrefois peu répandue dans les campagnes françaises, était assez fréquente dans les villes, où elle frappait environ un quart ou un cinquième de la population.

Actuellement, la guerre a presque nivelé ces proportions. Les soldats recrutés parmi les campagnards, une fois placés dans les dépôts, ont été une proie facile pour les prostituées qui pullulent dans toutes les villes de garnison. Sur le front même, dans les cantonnements de repos, la prostitution s'étalait au grand jour. Des filles accourues de tous les coins de la France, des réfugiées venant des régions envahies, des femmes des villages occupés, cherchant à accroître leurs ressources, ont largement contribué à répandre la maladie. J'ai vu une fois sept soldats d'une même compagnie contaminés par la même femme dans un cantonnement de repos.

Au Maroc, la syphilis est beaucoup plus répandue qu'en France et les risques de contamination sont beaucoup plus considérables encore.

A Fez, j'ai constaté que la syphilis atteignait les trois quarts de la population indigène. A Mazagan, à Mogador, à Tanger, les évaluations des médecins qui ont séjourné dans ces diverses villes ne sont jamais inférieures à 80 %. A Marrakech, le Docteur Huguet estime à 75 % la proportion des syphilitiques. Enfin, dans le Sud de cette Subdivision, dans la plaine du Sous où pénètrent peu d'Européens, j'ai pu constater au cours d'une longue tournée médicale que le pourcentage des syphilitiques était plus élevé encore que dans les localités que je viens de citer. A Taroudant, l'examen des soldats du tabor a prouvé que 98 % d'entre eux étaient syphilitiques.

Vous voyez avec quelle régularité et quelle profusion la syphilis est distribuée au Maroc. Tous les syphilitiques ne sont heureusement pas contagieux. La diffusion même de la maladie expose les jeunes enfants à contracter accidentellement des chancres et, quand ces jeunes indigènes atteignent l'âge de la puberté, les accidents contagieux ont déjà disparu. Malgré cela, les porteurs d'accidents transmissibles sont infiniment plus nombreux au Maroc qu'en France et ces porteurs de lésions contagieuses sont d'autant plus redoutables que la syphilis ne se marque encore chez eux que par des érosions légères, impossibles à reconnaître pour qui n'a pas l'œil exercé par une longue pratique. Aussi les précautions prophylactiques doivent-elles être observées d'une manière particulièrement rigoureuse par ceux qui vivent au milieu de la population indigène.

*
* *

Chacun aujourd'hui doit savoir de quelle façon débute la syphilis pour pouvoir se soigner dès l'apparition des premiers accidents. Je vais donc vous décrire rapidement les premières étapes de cette maladie avant d'exposer les moyens prophylactiques et curatifs à l'aide desquels vous pourrez combattre l'infection.

La syphilis est causée par un microbe particulier, qu'on appelle le **spirochète** ou le **tréponème** et qui pénètre chez l'individu sain à la faveur d'une érosion, d'une fissure de l'épiderme. Cette fissure est souvent si minime qu'elle passe complètement inaperçue. Elle siège habituellement sur les organes génitaux et se produit au cours d'un rapprochement avec une femme, mais elle peut aussi siéger sur toutes les régions du corps et être due à une contagion accidentelle. Il n'est pas exceptionnel de voir le spirochète s'inoculer sur une écorchure banale.

Je me souviens qu'au moment où j'arrivais au Maroc, on me pria un jour d'examiner un malade qui souffrait de violents maux de tête et présentait une éruption rappelant la rougeole. Cette éruption, que je reconnus tout de suite pour une roséole syphilitique, prouvait que le malade avait été contaminé environ deux mois plus tôt. Comme il vivait en ménage et n'avait fait aucune infidélité à sa femme, la nature de l'affection avait été complètement méconnue.

On ne constatait en effet chez le malade aucune trace d'accident génital et je dus lui faire subir un interrogatoire complet pour trouver la porte d'entrée de la maladie. Il se souvenait seulement d'avoir eu à la main droite une plaie tenace. Il avait un jour frappé un indigène d'un coup de poing à la face et, heurtant les dents de l'Arabe, s'était fait au doigt une légère écorchure qui s'était cicatrisée en deux ou trois jours ; mais, au bout de quelques semaines, une petite plaie se formait de nouveau au même endroit et ne s'était cicatrisée que fort lentement. Je constatais à ce niveau la présence d'une zone brune indiquant une cicatrice toute récente. L'induration persistante, la présence de glandes dans l'aisselle ne me laissait aucun doute : c'était la trace d'un chancre syphilitique, accidentellement contracté d'un indigène qui portait à la bouche des accidents contagieux.

A plusieurs reprises, j'ai eu depuis occasion de constater pendant mon séjour au Maroc, des chancres syphilitiques ainsi provoqués par inoculation extra-génitale et, dans presque tous ces cas, la syphilis avait été longtemps méconnue et avait déjà pris une allure grave quand j'eus à examiner les malades.

La fréquence de ces cas d'exception n'a d'ailleurs rien à voir avec celle des chancres normalement contractés et j'ai observé pendant mon séjour à Fez un très grand nombre de syphilis prises de la façon la plus normale avec des femmes indigènes. Malheureusement, les notions de la gravité de la syphilis, de l'importance qu'il y a à faire traiter cette affection dès son début sont encore peu répandues et, bien souvent, la nature des accidents a été méconnue pendant plusieurs semaines.

L'une des raisons principales de l'ignorance des malades est l'apparition relativement tardive du chancre syphilitique. Au lieu de se faire dans un délai d'un ou deux jours, comme pour le chancre mou, l'apparition du chancre syphilitique est précédée d'une période silencieuse, d'une *période d'incubation* dont la durée est d'environ 25 jours.

Ce laps de temps, nécessaire à la multiplication des spirochètes, est plus que suffisant pour permettre à celui qui est atteint d'oublier la cause première de son accident. D'ailleurs des aventures plus récentes troublent parfois les calculs et on se trompe bien souvent dans la recherche de l'auteur de la contagion.

*
* *

Au début, le chancre n'est qu'une érosion insignifiante qu'on a toutes les chances de confondre avec une écorchure sans importance ou avec une vésicule d'herpès. Après quatre ou cinq jours, il commence à s'agrandir pour atteindre peu à peu la dimension d'une pièce de 50 centimes ou de 1 franc. Il ne creuse pas, il n'est pas douloureux, il ne saigne pas.

C'est un bouton superficiellement ulcéré qui repose sur une base dure, d'où son nom de *chancre induré* ; tantôt il est recouvert de croûtes, tantôt il est légèrement suintant et d'une couleur rouge vif.

Au bout d'une huitaine de jours, il apparaît dans le voisinage de la région atteinte, c'est-à-dire en général dans l'aîne puisque le chancre siège presque toujours sur les organes génitaux, une série de glandes qui ne dépassent pas le volume d'un pois ou d'une amande et qui restent peu douloureuses. On les attribue ordinairement à la fatigue et on ne s'en préoccupe guère. C'est un fait regrettable, car, à cette période de début, la syphilis peut être rapidement et radicalement guérie. *On peut la stériliser*, et vous allez comprendre facilement pourquoi.

Le spirochète qui, déjà, a mis une vingtaine de jours à se multiplier et à révéler sa présence par la formation du chancre, demeure encore pendant une quinzaine de jours localisé dans ce chancre et dans le voisinage. Au bout de cette période, il gagne les vaisseaux et se dissémine dans la circulation générale, se répandant ainsi dans tous les organes du corps.

On conçoit que, pendant ces quinze jours où le microbe est encore localisé au lieu même de l'inoculation, si on peut l'attaquer sur place et le détruire par des moyens assez puissants, on l'anéantit complètement et on évite la dissémination du poison syphilitique dans tout l'organisme.

Or, ces moyens puissants, nous les possédons et il y a grande importance à les utiliser en temps utile pour atteindre la stérilisation de la syphilis, stérilisation qu'on ne peut plus obtenir ou du moins très difficilement quand le microbe est disséminé dans tous les organes.

Quinze jours environ après le début du chancre, les spirochètes envahissent donc l'organisme en totalité et la dissémination du microbe se traduit bientôt par des phénomènes généraux : l'apparition de la roséole, des maux de tête et, plus tard, des plaques muqueuses.

La *roséole* est une éruption d'un rose clair, qui se localise surtout à l'abdomen et aux flancs. Elle passe facilement inaperçue, car elle ne cause aucune démangeaison et disparaît souvent d'elle-même au bout de quelques semaines.

Les *maux de tête* attirent davantage l'attention, mais ils ne se rencontrent pas chez tous les malades. Ils apparaissent le soir, vers 4 ou 5 heures, se répétant tous les jours avec une terrible régularité, et ne s'atténuent qu'à une heure avancée de la nuit. L'aspirine, l'antipyrine ne les calment que très passagèrement. Tous les médecins connaissent ces maux de tête spéciaux qui, souvent, permettent de déceler une syphilis restée méconnue.

Les *plaques muqueuses* se montrent plus tard. Ce sont de petites érosions très superficielles de la langue, des lèvres ou de la gorge. On les confond facilement avec l'angine simple et on les néglige. Or, elles sont extrêmement contagieuses et expliquent le plus souvent les contagions transmises par les ustensiles de table, par les pipes, les portes-cigarettes ou par le baiser.

A ces manifestations principales de la généralisation de la syphilis se joignent d'autres signes moins nets ou moins fréquents tels que la chute des cheveux, les éruptions diverses sur lesquels je ne puis insister. Tous ces symptômes, provoqués par la diffusion du poison dans toute l'économie, constituent ce qu'on nomme les symptômes de la *période secondaire* de la syphilis.

Après cette éclosion d'accidents multiples, tout se calme sous l'influence du traitement ou parfois même sans traitement.

Dans le premier cas, c'est-à-dire si le malade a été traité et surtout s'il a été bien traité, les accidents disparaissent souvent pour toujours. Si, au contraire, le malade n'a pas été soigné ou s'il a reçu des soins insuffisants, les accidents reparaissent à une époque tardive : ce sont les *accidents tertiaires* qui, chez les indigènes, se traduisent fréquemment par ces affreuses lésions de la peau et des os que vous avez certainement déjà remarquées au Maroc. Chez nos compatriotes, dont les centres nerveux sont souvent surmenés, les accidents tertiaires se manifestent souvent sous forme de lésions nerveuses qui peuvent aboutir à la paralysie, à la folie et à la mort, quand le traitement a été négligé.

* * *

J'arrêterai là l'exposé général des accidents qu'entraîne la syphilis, cependant j'attirerai encore votre attention sur deux points particuliers : la valeur de l'examen du sang et la question du mariage pour les syphilitiques.

On dit souvent que l'examen du sang, recherche qui porte le nom de *réaction de Wassermann,* permet de révéler une syphilis latente. Sous une forme aussi affirmative, cette doctrine pourrait entraîner des erreurs grossières.

La réaction de Wassermann est un examen difficile à pratiquer et ne vaut guère que par ce que vaut l'opérateur qui l'exécute. *Défiez-vous donc toujours des examens faits par des praticiens dont l'expérience, dont l'habitude, ne sont pas contrôlées, indiscutables*, voilà le premier point.

Il faut ensuite bien savoir que, tout au début de l'infection syphilitique, cette recherche ne commence à donner un résultat qu'au moment où le poison syphilitique a envahi la totalité de l'organisme, voilà le second point. Dans les tout premiers jours, quand le traitement peut aboutir à la stérilisation complète de la syphilis, l'examen du sang est encore négatif et le médecin qui baserait sa conduite sur cette recherche serait conduit à rester les bras croisés au moment où son intervention peut avoir les résultats les plus heureux. Donc, *quand on a la chance de pouvoir commencer un traitement peu de jours après l'apparition du chancre, il ne faut jamais attendre que la réaction de Wassermann soit positive pour entamer la médication. A cette époque, l'opinion d'un spécialiste sérieux qui examinera le malade avec soin est infiniment supérieure à l'étude du sang.*

C'est donc seulement quand la syphilis est déjà en pleine évolution que l'examen du sang donne un résultat positif.

A la période tardive de la maladie, les modifications du sang s'atténuent et la réaction de Wassermann peut devenir négative quoique le malade soit encore exposé à des accidents tertiaires. Voilà le troisième point à retenir.

Malgré ces inconvénients, l'examen du sang peut être très utile quand le médecin se trouve devant une éruption de nature douteuse. Elle est également des plus importantes pour montrer les changements qui surviennent sous l'influence du traitement. Mais *la réaction de Wassermann a toujours besoin d'être interprétée par un médecin*; il ne faut jamais, sur la simple réponse donnée par le laboratoire, conclure d'une façon absolue à la nécessité ou à l'inutilité de se traiter.

La question du mariage est d'une importance capitale pour les syphilitiques. Un individu qui a été atteint de syphilis peut-il se marier et au bout de combien de temps peut-il le faire ?

Autrefois, avant la connaissance de la réaction de Wassermann, avant l'emploi des composés arsenicaux dans le traitement de la syphilis, on autorisait le malade à se marier après un traitement mercuriel et ioduré de quatre à cinq années. Cette méthode uniforme ne tenait aucun compte des différences d'intensité d'une syphilis à l'autre.

Aujourd'hui, l'emploi des composés arsenicaux de la série du 606 ou du 914 permet non seulement d'effacer les accidents très rapidement et, par suite, d'éviter souvent la dissémination de la syphilis, mais il permet aussi de faire disparaître du sang les modifications particulières qui se traduisent par une réaction de Wassermann positive.

Ainsi, quand un malade a été bien soigné, ses accidents disparaissent d'abord. Puis, la continuation du traitement ramène le sang à l'état qu'il avait avant l'infection. Quelquefois cette guérison n'est que passagère, dans d'autres cas elle est définitive. Pour s'assurer qu'elle est durable, il faut, une fois le sang redevenu normal, faire des examens répétés.

Lorsque la réaction négative se maintient depuis un an, l'expérience montre que la guérison est presque toujours définitive ,ce dont on assure par une petite opération spéciale : la *ponction lombaire*. Si, à ce moment, rien ne laisse supposer que les centres nerveux peuvent être menacés, on peut autoriser le malade à se marier : Il ne contaminera pas sa femme et ne transmettra pas la syphilis à ses enfants.

Ainsi, quelques mois d'un traitement très énergique, très bien suivi et une année de surveillance par un médecin avisé peuvent suffire pour permettre le mariage et j'ajoute que cette méthode est infiniment plus rationnelle que l'ancien procédé aveugle et uniforme des quatre années de traitement mercuriel. Tous les malades que j'ai traités ainsi et à qui j'ai permis le mariage on eu des enfants sains ; aucun d'eux n'a contaminé sa femme. Beaucoup de spécialistes pourraient exposer des résultats analogues.

Si, au contraire, le malade se marie avant d'être débarrassé de sa syphilis, les conséquences sont tout autres. Quand la syphilis est encore récente, les grossesses de sa femme aboutiront presque toujours à l'avortement. Si les enfants naissent viables, ils porteront ces traces indélébiles qui sont le triste héritage des syphilitiques mal soignés.

* * *

J'ai insisté un peu longuement sur la question de la syphilis, parce que vous vivez dans un milieu où vous êtes particulièrement exposés et où la prudence est absolument nécessaire. Nous allons maintenant passer à l'exposé des précautions prophylactiques et vous donner les directives générales dont vous ne devrez pas vous départir, si jamais vous avez besoin de vous faire traiter.

Le préservatif est à employer toutes les fois où l'usage en sera possible. A défaut de préservatif, l'onction avec un corps gras destiné à prévenir les excoriations est la seule précaution préparatoire ayant quelque valeur.

Après le rapprochement, le savonnage soigneux, la friction prolongée avec la pommade de Metchnikoff sont à recommander, mais les résultats sont assez aléatoires. D'ailleurs l'emploi de la pommade est si ennuyeux qu'il faut une réelle volonté pour s'astreindre à cette pratique chaque fois qu'il est nécessaire. En réalité, je sais d'avance que peu d'entre vous s'y soumettront et vous resterez, pour la plupart, exposés aux hasards de la contagion.

Dans l'état actuel des choses, il est encore possible d'agir une fois que le chancre a fait son apparition, *à condition d'intervenir dès les premiers jours*. Par suite, je vous conseille, après le coït, de ne pas oublier l'injection phophylactique anti-blenneorrhagique, car, une fois l'uréthrite déclarée, son évolution est presque impossible à enrayer, si précoce que soit le traitement. L'onction avec la pommade au calomel sera, je crois, surtout efficace contre le chancre simple ; son action comme antisyphilitique est beaucoup moins certaine. La véritable prophylaxie de la syphilis, c'est de recourir aux injections intra-veineuses de composés arsénicaux dès les premiers jours de l'apparition du chancre.

Il peut arriver quelquefois que vous appreniez, après un rapprochement avec une indigène, que vous avez eu pour partenaire une femme atteinte de lésions syphilitiques en activité. Dans ce cas, vous pourrez recourir au traitement préventif.

Pendant cette campagne, un de mes amis, le Docteur A... se trouvait un jour au café, dans une ville de la zone des armées, avec trois officiers. Non loin d'eux vint s'asseoir une fille qui présentait sur le cou des traces indiscutables d'une syphilis contagieuse. Le médecin en fit la remarque à ses trois compagnons qui, aussitôt, lui confièrent qu'ils avaient eu des rapports avec elle et lui demandèrent la conduite à tenir. Le Docteur A... leur proposa un traitement préventif par le 914. Deux d'entre eux s'y soumirent et reçurent une injection intra-veineuse de ce produit. Le troisième s'y refusa et fut atteint d'un chancre syphilitique dans les délais réglementaires, alors que les deux premiers restaient indemnes.

Il y a quelques mois, j'eus l'occasion de soigner au Maroc un malade atteint de chancre syphilitique qui, ignorant la nature de son mal, avait eu plusieurs rapprochements avec sa femme. Je fis à celle-ci trois injections intra-veineuses de 914 et elle a échappé à la contagion,

Aujourd'hui la technique des injections arsenicales est extrêmement répandue et cette méthode de traitement est sans aucun danger. Je n'hésiterais pas à conseiller cette médication préventive par deux ou trois injections intra-veineuses à tous ceux qui auraient eu des rapports avec des femmes atteintes de syphilis en activité.

Il est malheureusement rare de pouvoir intervenir aussi tôt. Bien heureux si l'on pouvait toujours commencer le traitement dans les premiers jours de l'apparition du chancre, avant que les spirochètes n'aient envahi l'organisme. J'ai insisté déjà sur la différence qu'il y avait entre cette intervention précoce et le traitement des syphilis déjà généralisées : dans le premier cas, on arrive à coup sûr à la guérison complète et rapide ; dans le second, un traitement prolongé devient nécessaire.

Dans cette dernière occurence, les méthodes curatives que nous avons aujourd'hui à notre disposition nous permettent de faire disparaître rapidement les accidents, et d'éviter ainsi la dissémination de la syphilis. En continuant le traitement, on arrive plus tard à rendre au sang sa pureté primitive, à rendre la réation de Wassermann négative, comme chez un individu non contaminé. Il faut savoir cependant que, dans ce cas, la réaction peut, après suspension du traitement, redevenir positive et que, pour être sûr de la guérison, une surveillance prolongée est indispensable. Quand les résultats se sont maintenus pendant une année après la suspension de toute médication, alors seulement on peut les consisérer comme définitifs.

Mais lorsqu'on a atteint ce résultat, il reste utile de vérifier par la *ponction lombaire* l'état des centres nerveux du malade avant de pouvoir déclarer qu'on le considère comme guéri. On voit qu'on a besoin de précautions beaucoup plus grandes que lorqu'on peut instituer le traitement dès les premiers jours, où quelques injections intra-veineuses suffisent à écarter tout danger pour l'avenir. *Surveillez-vous attentivement et traitez-vous de façon précoce, c'est le moyen sûr d'échapper aux graves conséquences de la syphilis.*

PROPHYLAXIE GÉNÉRALE DES MALADIES VÉNÉRIENNES

Chemin faisant, je vous ai indiqué au cours de cette causerie un certain nombre de précautions prophylactiques qui diminueront certainement vos risques de contagion vénérienne. Je vais, pour plus de netteté, les résumer ici.

I. Précautions à prendre avant le coït :

1. Emploi du préservatif chaque fois qu'il vous sera possible.

2. A défaut du préservatif, application d'un lubréfiant tel que la vaseline, destiné à éviter les écorchures des organes génitaux.

II. Précations à prendre immédiatement après le coït :

1. Emission d'urine, si courte soit-elle, pour expulser du canal les germes qui auraient pu y pénétrer.

2. Savonnage soigneux des organes génitaux.

III. Précautions à prendre une fois rentré chez soi :

1. Injection intra-uréthrale avec une solution de protargol à 2 % ou une solution de permanganate à 1/2000 si le coït ne date pas de plus de 2 heures.

Injection avec une solution de protargol à 5 % si le coït date de 2 à 12 heures (insuccès beaucoup plus fréquents).

Conserver l'injection deux à trois minutes en comprimant l'extrémité du canal, puis la laisser échapper.

2. Friction de 10 minutes avec la pommade au calomel :

Calomel .... 30 grammes
Vaseline .... 60 grammes

La friction doit porter sur tout le gland, jusqu'au sillon qui l'entoure inclusivement. Laisser la pommade en place jusqu'au lendemain en enveloppant d'un petit morceau de gaze aseptique. Le lendemain, savonnage soigneux pour enlever toutes traces de pommade.

IV. *Précautions à prendre les jours suivants :*

Se surveiller soigneusement et, à l'apparition du moindre bouton, de la moindre écorchure siégeant sur les organes génitaux, avoir recours au spécialiste le plus proche.

Telles sont les précautions que je vous conseille. Elles sont minutieuses, souvent ennuyeuses à observer, mais il ne faut pas oublier les dangers que peuvent vous faire courir pendant longtemps la négligence de ces quelques soins.

Nous allons maintenant étudier très rapidement la question de la prophylaxie vénérienne pour les hommes que vous commanderez.

Actuellement, des cabinets prophylactiques, établis d'après le modèle des stations prophylactiques américaines, sont déjà organisés dans un grand nombre de centres militaires où le médecin s'intéresse à la question de la protection contre les maladies vénériennes.

De fait, quand vous vous trouvez dans une ville, dans un poste où fonctionne un service médical, c'est au médecin qu'incombe l'organisation de la prophylaxie anti-vénérienne.

Si vous êtes au contraire isolés dans le bled avec un petit groupe d'hommes, vous pouvez, vous devez, dans l'intérêt de vos soldats, prendre l'initiative de la lutte contre les maladies vénériennes.

Comme aide, un infirmier sérieux et expérimenté vous suffira. Vous obtiendrez sans peine du chef de service médical de la Portion Centrale de votre groupe un infirmier sachant donner des injections intra-uréthrales et faire un pansement.

Avec cet aide, vous pourrez faire œuvre utile.

La lutte anti-vénérienne ne peut être, bien entendue, comprise de la même façon pour les soldats indigènes et pour les soldats européens.

Pour les indigènes, les visites sanitaires fréquentes, le traitement de la blennorrhagie au cabinet prophylactique, l'évacuation des hommes atteints d'accidents syphilitiques sont les trois seules mesures auxquelles vous puissiez avoir recours.

Pour les Européens, votre lutte anti-vénérienne pourra être comprise ainsi :

1. Distribution de tracts, d'imprimés élémentaires démontrant le danger des maladies vénériennes. Rien de plus facile que d'en faire polycopier le nombre suffisant au Service de Santé régimentaire.

2. Tableaux, graphiques, que vous vous procurerez facilement par l'intermédiaire du médecin du corps ou du chef du service anti-syphilitique le plus proche, et que vous ferez apposer dans le local destiné au *Foyer du Soldat*. Ces tableaux, ces graphiques montreront la fréquence des maladies vénériennes chez les indigènes, la proportion des contaminations chez les Européens, l'effet des moyens prophylactiques.

3. Courtes conférences élémentaires sur les soins d'hygiène générale et spéciale.

4. Revues de propreté et d'hygiène locale.

5. Traitement anti-syphilitique à imposer à toutes les femmes indigènes du B. M. C. Un médecin pourra être demandé à cet effet et sera certainement accordé, l'idée de ce traitement préventif venant du directeur du Service de Santé du Maroc. Cette idée est parfaitement justifiée, les prostituées indigènes pouvant être considérées comme syphilitiques dans la proportion de 100 %.

6. Création d'un cabinet prophylactique sur le modèle de la station prophylactique des Américains. Organisé dans une modeste baraque, une guérite, une tente, ce cabinet fonctionnera sous la direction de l'infirmier spécialisé dont je vous ai parlé.

Muni des solutions de protargol de 2 % et à 5 %, de la solution de permanganate à 1/2000, de la pommade au calomel, cet infirmier indiquera aux hommes qui se présenteront la façon de prendre l'injection ou de faire la friction. Il exécutera au besoin ces soins lui-même.

Les Américains ont adopté le principe que tout homme atteint d'une affectation vénérienne récente devait être puni s'il ne pouvait faire la preuve de son passage, dans les délais voulus à la station prophylactique. Je crois que l'influence morale que l'officier peut prendre sur une petite troupe lui évitera de recourir aux moyens de coercition, qui ont le danger de pousser les hommes à dissimuler les accidents vénériens.

Le cabinet prophylactique devra cependant être muni d'un cahier permettant de relever les opérations exécutées, le nom des hommes qui les auront subies, pour que le médecin puisse les surveiller spécialement dans la suite.

7. En cas de contamination blennorrhagique, le traitement par les injections pourra être institué sur place par l'infirmier, à condition que celui-ci ait la valeur voulue. On conservera ainsi toute la section, toute la compagnie dans la main, et les hommes ne verront pas leur maladie s'aggraver par les délais nécessaires à leur évacuation.

En cas de chancre ou de lésions syphilitique, l'évacuation s'impose cependant, et sans le moindre délai.

J'ai la conviction qu'un officier intelligent, aimant ses hommes et sachant obtenir leur confiance, peut atteindre des résultats remarquables dans la lutte anti-vénérienne. Ce n'est pas seulement à ses soldats qu'il aura rendu service, mais pour une certaine part au pays tout entier.

IMP. RAPIDE, G. MERCIÉ & Cie
CASABLANCA

IMP. RAPIDE, G. MERCIÉ & Cie
CASABLANCA

www.ingramcontent.com/pod-product-compliance
Ingram Content Group UK Ltd.
Pitfield, Milton Keynes, MK11 3LW, UK
UKHW012308240726
13966UKWH00004B/1715